NICE

⚜

OPUSCULE MÉDICAL

PAR

Le Docteur Adolphe SIMONIN

Ex-Médecin militaire,
Professeur suppléant à l'Ecole de Médecine et de Pharmacie de Nancy.
Membre de plusieurs Sociétés savantes, etc.

Experto crede.

1861

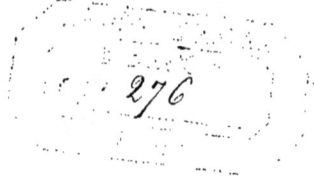

NICE

NICE

~⸙⸙⸙~

OPUSCULE MÉDICAL

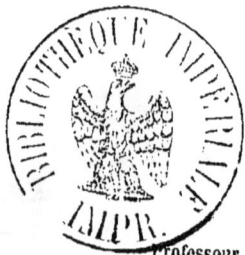

PAR

Le Docteur Adolphe SIMONIN

Ex-Médecin militaire,
Professeur suppléant à l'Ecole de Médecine et de Pharmacie de Nancy,
Membre de plusieurs Sociétés savantes, etc.

Experto crede.

1861

TABLE.

—

Avant-propos.   5

Topographie   7

Climatologie   11

Conseils.   14

Partie médicale   20

Plan.

AVANT-PROPOS

—

L'importance sans cesse croissante de Nice comme station d'hiver, importance qu'elle doit aux conditions exceptionnelles dans lesquelles elle se trouve placée, a provoqué l'apparition successive d'ouvrages médicaux destinés aux étrangers et aux médecins. Dus pour la plupart aux études consciencieuses d'hommes de mérite, ils ont rendu difficile un ouvrage nouveau; il m'a semblé cependant qu'un résumé succinct de tous les points importants traités jusqu'à ce jour pourrait être d'une certaine utilité pratique. Signaler en quelques pages à mes confrères et aux malades les conditions hygiéniques et les ressources

médicales qu'offre actuellement le chef-lieu des Alpes ma-
ritimes, telle a été mon intention.

J'ai puisé largement dans les livres de mes prédéces-
seurs ; ils ont traité les questions principales d'une manière
si judicieuse qu'il ne m'est resté qu'à les poser pour ainsi
dire en axiômes indiscutables. Qu'ils me permettent de
leur payer mon tribut en une fois, car autrement j'eusse
été obligé de les citer presque à chaque page de mon
travail.

TOPOGRAPHIE

—

La topographie de Nice offre ceci de précieux, c'est qu'en raison des positions diverses de ses différents quartiers, il est facile de subordonner l'habitation des malades à la nature des affections dont ils viennent chercher la guérison ou le soulagement.

Je n'ai rien à dire de la vieille ville ; les mauvaises conditions hygiéniques dans lesquelles elle a été construite pèsent lourdement sur la constitution de la population qui l'habite. On n'oserait conseiller à personne de résider en dehors de l'espace compris, sur la rive gauche du Paillon, entre le quartier des Ponchettes, la rue du Pont-Neuf, le quai Charles-Albert et la mer. Il en est tout autrement de l'autre côté de la rivière ; cette partie de la ville obéit à la loi d'extension des cités vers l'ouest, loi qui se généralise de plus en plus ; la position de Nice explique très-naturellement cette tendance bien antérieure au tracé du chemin de fer, et dont le résultat est la création de quartiers nouveaux. La ville est appelée à prendre tout son développement ultérieur entre Cimiez et le Magnan d'une part, les quais du Paillon, la mer et les collines d'autre part. Les nombreuses villas encore isolées aujourd'hui, entourées de jardins spacieux, se relieront entre elles au moyen de constructions nouvelles ; la création de larges rues substituées aux tristes ruelles actuelles facilitera les communications et le tout formera un ensemble qui ne laissera rien à désirer à tous les points de vue.

De la position de Nice telle que je viens de l'indiquer, il est facile de comprendre qu'on peut la diviser en trois zones générales.

La première, bordée par la mer et le Paillon, la moins abritée contre le vent, est constituée par le quai ou boulevard du Midi, les quais St-Jean-Baptiste et Masséna, et la promenade des Anglais ; on pourrait leur adjoindre, dans les mauvais jours, la rue St-François de Paul, et les rues Masséna et de France avec leurs perpendiculaires les rues Paradis et de la Croix de Marbre. Les quartiers de Carabacel, de Longchamp et de Saint-Etienne forment la deuxième zone, tandis que la troisième est composée des versants des collines comprises entre Cimiez et Saint-Philippe en passant par Saint-Barthelémy.

Avoir ainsi divisé Nice d'une manière bien générale, il est vrai, mais assez exacte, c'est presque en avoir donné la topographie médicale et avoir indiqué aux malades et aux médecins le quartier qu'ils doivent choisir.

Les personnes atteintes de chlorose, d'affections chroniques se rattachant à la prédominance lymphatique et généralement de toutes les maladies qui réclament une stimulation de la constitution, habiteront avec avantage la première zone. A la seconde, appartiennent les tempéraments plus excitables, les affections névralgiques, rhumatismales, les maladies légères des voies respiratoires.

La troisième zone est réservée pour les malades éminemment nerveux, qui souffrent d'affections plus sérieuses, des bronches, des poumons, des voies digestives, de lésions organiques.

La distinction que j'ai été amené à faire entre les divers quartiers de Nice, m'engage à dire immédiatement quelques mots de deux reproches que l'on adresse à cette résidence. Certains auteurs ont qualifié du nom de brouillard une brume légère qui s'élève sur la mer et s'étend rarement sur une faible partie du littoral, au coucher du soleil, pendant les mois de décembre et de janvier. Elle est de très-courte durée, se dissipe d'ordinaire au bout d'une heure ou deux et a fort peu d'importance puisque les malades peuvent sortir pendant le reste de la soirée.

Le second reproche est plus sérieux, mais il n'est applicable réellement qu'aux quartiers que j'ai classés dans la première zone. Il s'agit du vent qu'on est convenu d'appeler mistral à Nice et qui règne assez fréquemment pendant les mois de février et de mars. Que ce vent, qui prend naissance dans les Pyrénées, selon les uns, qui vient de la vallée du Rhône, selon les autres, soit désagréable en raison surtout de la poussière qu'il soulève, cela est parfaitement vrai, mais sa violence primitive est singulièrement diminuée avant son arrivée sur Nice par l'obstacle que lui opposent la chaîne de l'Esterel et les montagnes dont la ville est entourée.

CLIMATOLOGIE

—

Les limites dans lesquelles j'ai résolu de me ren-
fermer, m'imposent l'obligation de ne pas traiter
avec détails les questions arides de la statistique
météorologique; je me contenterai de donner les
moyennes d'une longue série d'observations. Elles
suffiront, je le crois, pour les médecins et les malades qui ne désirent avoir qu'une idée générale du
climat de Nice; pour les personnes qui seraient cu-
rieuses d'étudier la question, je les prie de recourir
à l'ouvrage de M. le Docteur Wahu qui a analysé
d'une manière complète les travaux de ses devan-
ciers.

La moyenne annuelle de la température est de 15
degrés centigrades au-dessus de zéro; d'autres loca-

lités, réputées favorables, présentent cette même moyenne, mais elle est alors la résultante d'écarts thermométriques beaucoup plus considérables. Il est très-rare à Nice qu'il gèle en hiver et que la température s'élève en été au-dessus de 26°; elle oscille :

En hiver, entre 5 et 14 degrés.

Au printemps, entre 12 et 21 degrés.

En été, entre 20 et 26 degrés.

En automne, entre 10 et 19 degrés.

Le peu d'élévation relative du thermomètre en été s'explique par la topographie de Nice qui est soumise chaque jour alternativement aux brises de terre et de mer; ce fait est encore peu connu ; lorsqu'il le sera davantage on appréciera tout le charme de cette saison et les avantages incontestables que cette station présente au point de vue surtout des bains de mer qui tendent chaque année à acquérir plus d'importance.

Le baromètre a présenté 0,730ᵐ, comme minimum, et 0,777ᵐ, comme élévation maximum ; les plus grandes hauteurs barométriques sont observées en hiver.

La moyenne de l'hygromètre de Daniel est de 58° ; les écarts extrêmes sont : minimum, 15°, maximum, 90°, le minimum correspond à la saison d'hiver.

J'appelle spécialement l'attention sur la question de l'électricité atmosphérique; des recherches nombreuses et faites avec le plus grand soin ont démontré qu'elle est presque constamment à l'état neutre. Or chacun sait combien les malades, même ceux qui ne sont pas rhumatisants, sont cruellement soumis aux variations atmosphériques et surtout électriques; il y a concordance complète entre l'observation scientifique et le sentiment de bien-être que l'on éprouve à Nice, même pendant la chaleur, souvent mal supportée partout ailleurs.

Les avantages nombreux qu'offre le séjour dans cette station ne peuvent être contestés; il suffit de remarquer le nombre croissant des étrangers et le parti que prennent certains d'entre eux; tel n'est venu que pour un hiver, qui revient les années suivantes, ou se décide à habiter Nice pendant un temps illimité. N'est-ce pas la meilleure preuve du profit qu'il a retiré de son premier séjour?

CONSEILS

———

Destinés principalement aux étrangers, les nouveaux quartiers de la ville offrent généralement des
habitations convenables; elles sont orientées de manière à faire jouir le plus possible de la lumière et
de la chaleur du soleil pendant la saison d'hiver;
l'exposition au sud est celle à laquelle on doit donner
la préférence, car elle présente tous les avantages.
Quant aux autres questions de salubrité à prendre en
considération, lorsque l'on choisit un logement, elles
sont les mêmes partout, je n'y insisterai pas, faisant
remarquer seulement qu'elles ont d'autant plus d'importance qu'il s'agit ici de personnes malades qui
demandent à être placées dans les meilleures conditions hygiéniques. Il est regrettable que les apparte-

ments soient carrelés au lieu d'être planchéiés; les tapis, qu'à la vérité on trouve partout, sont souvent insuffisants à défendre les pieds contre l'impression du froid, surtout si l'on est condamné à une inaction prolongée. Il faut espérer qu'en raison des facilités de transport par le chemin de fer actuellement en construction et de la création des routes dans les montagnes qui permettront l'exploitation des forêts, le carrelage sera bientôt proscrit de toutes les habitations nouvelles.

Les ressources alimentaires sont variées ; le pain, la viande et le vin sont de bonne qualité. La culture maraîchère laisse à désirer ; il est cependant présumable qu'avec plus de soin et un bon choix d'espèces végétales elle donnerait de meilleurs résultats.

Quant au poisson, le dépeuplement irréfléchi des bords de la mer par les pêcheurs l'a rendu assez rare et il faudra la sévérité des règlements sur la pêche pour lui permettre de se multiplier et d'acquérir une taille suffisante pour la consommation.

La recommandation principale à faire aux étrangers, c'est de mettre leur régime alimentaire en harmonie avec le climat; ils devront diminuer la quantité de la viande et des boissons alcooliques sans y substituer d'une manière exagérée l'usage des épices vers lesquels on se trouve assez naturellement porté. L'inobservation de ce conseil peut avoir des conséquences fâcheuses pour la santé, amener ou des affections aiguës des voies digéstives ou un état d'irritation chronique auquel on prête peu d'attention d'abord, mais qui, prenant à la longue droit de cité, devient assez rebelle aux divers traitements.

La question des vêtements a son importance. Il faut être modérément couvert mais l'être suffisamment pour n'être pas pris au dépourvu, car on ne doit pas oublier qu'en hiver la différence de température du soleil à l'ombre est très-sensible et nécessite des précautions. La nature et l'épaisseur des tissus sera du reste subordonnée à la position de chacun, au genre d'affection dont il est atteint. Il faut protéger spécialement le larynx et la poitrine dans les maladies des voies respiratoires, l'abdomen dans celles du tube intestinal, couvrir le corps de laine dans les affections rhumatismales et dans les cas où les fonctions de la peau s'exécutent mal, soit que la transpiration soit nulle ou exagérée. Les coiffures doivent être légères et le parasol est une chose utile surtout aux heures les plus chaudes du jour. Si l'on a traversé ailleurs un automne froid et sans soleil, le retour subit à des conditions même très-heureuses n'est pas sans inconvénient ; des maux de tête, des vertiges peuvent être le résultat d'une insolation imprudente contre les effets de laquelle il est bon de se mettre en garde.

Tout changement de séjour sous le rapport du climat impose une acclimatation d'autant plus facile que les conditions auront moins varié ; mais pour qui a vécu longtemps dans un pays où les saisons de l'année ont un caractère bien tranché, l'habitation dans le Midi amène, momentanément, un peu de trouble dans l'organisme dont les divers appareils étaient alternativement mis en jeu. Je rendrai brièvement ma pensée en disant que les fonctions pulmonaires étant plus actives dans les pays froids et celles du foie dans les contrées chaudes, il faut tenir un compte assez sérieux de la continuité d'activité de celui-ci dans le Midi, le poumon n'étant plus appelé à le suppléer au même degré. De ce qui précède, il faut tirer cette conclusion, c'est que, généralement, l'on doit user des précautions qui se rattachent d'une part à l'hygiène et de l'autre, à la médecine préventive.

Je crois complétement vraie une proposition qui a été émise et développée par M. le docteur Wahu; adoptée par les médecins d'une manière générale, elle modifierait des idées exclusives admises dans le monde sur l'influence des stations d'hiver relativement à la phthysie pulmonaire.

Le climat de Nice en particulier est tonique; autant il est salutaire dans les cas de prédisposition à la tuberculisation ou lorsque celle-ci n'a pas dépassé le premier degré, autant il exerce une influence fâcheuse sur la marche de la maladie parvenue à une période avancée; loin de contribuer alors à la retarder ou à l'enrayer, elle en précipite le cours et rapproche le terme fatal.

Pour recueillir enfin tous les avantages d'un séjour dans ce beau et bon pays, il faudrait rompre avec bien des exigences du monde; rendre à la nuit le repos que réclame le corps et se livrer chaque jour à un exercice en rapport avec les forces.

On a fait des livres d'hygiène à l'usage des gens du monde; on s'est adressé à leur intelligence; on a cherché à les intéresser à leur propre conservation; ils ont bien compris l'importance des conseils qui leur étaient donnés; mais y a-t-il eu beaucoup de conversions ?

Je ne veux pas ouvrir un chapitre aux nombreux *desiderata* que la colonie étrangère réclame. Organes de plaintes légitimes, des ouvrages antérieurs au mien ont plaidé souvent la cause du progrès en indiquant les améliorations à effectuer. L'administration française saura, je n'en doute pas, rompre avec l'esprit de routine implanté dans le pays et arriver à la destruction d'abus qui devraient avoir depuis longtemps disparu.

Parmi les projets dont l'exécution est, dit-on, prochaine, il faut mentionner l'élargissement des quais aux dépens surtout du lit du Paillon auquel on a donné dans le principe une étendue exagérée ; cette mesure est, sur certains points, de première nécessité.

Un pont nouveau jeté sur le Paillon près de son embouchure, mettrait en communication directe le quai du Midi avec le Jardin public destiné par le resserrement du lit de la rivière à prendre des proportions plus en rapport avec le nombre des promeneurs.

On a commencé à élargir la promenade des Anglais qui doit être pourvue de trottoirs et plantée d'arbres ; bordée par la mer d'un côté, de l'autre par des villas pour la plupart précédées de jardins, elle est appelée à devenir une des plus ravissantes promenades du monde.

PARTIE MÉDICALE

—

En ayant égard au nombre des étrangers qui af-
fluent chaque hiver et viennent chercher la guérison
ou le soulagement de leurs maux, on peut supposer
avec raison qu'en outre de l'action bienfaisante du
climat, les ressources médicales les plus variées ne
doivent pas faire défaut. Dans combien de cas le sim-
ple séjour à Nice, en observant les lois de l'hygiène et
en se soumettant aux précautions les plus vulgaires,
n'opère-t-il pas merveilleusement le retour à la santé
chez les convalescents d'affections graves, ne fait-il
pas disparaître ou n'atténue-t-il pas les petites souf-
frances, les petits accidents répétés qui, sans altérer
positivement la santé, exercent pourtant à la longue
une action fâcheuse sur un grand nombre de personnes et leur rendent la vie pénible et parfois peu

supportable. Il faut avoir vu et éprouvé soi-même la douce influence du pays, s'être laissé vivre pendant l'hiver, cette saison si longue ailleurs, si courte à Nice, à l'air et au soleil, sous un ciel pur, aux bords d'une mer admirable, au milieu de la verdure et des fleurs, pour croire qu'à lui seul déjà ce climat puisse avoir une action aussi remarquable et aussi puissante.

Le nombre des médecins est considérable et chaque nation a ses représentants, ce qui est très-naturel, la médecine n'étant pas une d'une manière absolue et chaque peuple ayant sa constitution, ses habitudes. La variété très-grande des affections à traiter et des diverses médications qui leur sont applicables a déterminé à Nice la création de méthodes générales, de traitements spéciaux qui ont semblé parfois tomber dans le discrédit, non parce que leur valeur est contestable, mais parce qu'ils ont été employés souvent sans discernement. En règle générale, il y a du bon dans toute médication, mais il faut savoir en user lorsqu'il y a réellement indication et en temps utile. Il est bien entendu que je ne parle ici que des méthodes sérieuses et non de celles dont le charlatanisme seul fait souvent la fortune éphémère.

Parmi les établissements créés à Nice, je dois mentionner celui de M. le docteur Lubanski qui fait un emploi judicieux de l'hydrothérapie, fort utile dans les cas qui réclament l'usage des moyens plus ou moins énergiques qu'elle met à notre disposition.

Les bains d'air comprimé ont pris une place honorable parmi les traitements généraux. Cette médication, représentée à Lyon et à Montpellier, peut être prescrite à Nice où il existe des appareils très-bien installés; elle nécessite une étude approfondie des cas qui lui sont réservés, ne doit être employée qu'avec beaucoup de prudence et donne de bons résultats entre les mains de M. le docteur Pollet.

La cure du petit lait préparé à la manière suisse peut être, au printemps, profitable à beaucoup de malades.

Je terminerai cet aperçu en consacrant quelques lignes à une médication que je ne crois pas encore en usage à Nice, médication applicable aux affections les plus sérieuses des voies respiratoires; je veux parler de l'emploi du lait de chèvre sodo-chloruré. Pour en faire apprécier l'utilité, je me contenterai de reproduire les points principaux de la brochure de M. le docteur Amédée Latour, l'auteur et le vulgarisateur de cette méthode de traitement ; elle m'a donné déjà d'excellents résultats et je me propose d'y recourir chaque fois que j'en trouverai l'indication à Nice, où toute médication est secondée puissamment par des conditions favorables qui manquent trop souvent ailleurs.

La base du traitement est l'emploi du lait de chèvre nourrie d'aliments additionnés de chlorure de sodium. Le régime de la chèvre et la manière dont les malades doivent faire usage du lait sont soumis à des règles et à des précautions qui ont une large influence sur les résultats.

Il s'agit, d'une part, du choix de l'animal, des modifications à apporter à la nature de ses aliments et des doses progressives auxquelles on doit élever la prise quotidienne du sel marin. D'autre part, les malades sont astreints à ne boire le lait qu'à doses fractionnées, répétées fréquemment, de manière à arriver chaque jour à s'assimiler des quantités déterminées selon les cas, et à pouvoir soutenir ce régime lacté d'une durée variable, sans dégoût et sans fatigue des organes digestifs.

Le premier effet du lait de chèvre au chlorure de sodium est de calmer l'état pathologique de l'estomac, fréquent chez les malades, de permettre une alimentation en rapport avec l'appétit que l'on voit bientôt se développer, et d'agir rapidement sur les phénomènes généraux morbides qui ne tardent pas à diminuer d'intensité pour disparaître par la suite.

Il serait absurde de prétendre arriver par cette médication à guérir toujours ; la maladie à une période avancée ne peut être conjurée ni par ce moyen ni par aucun autre ; mais il offre des chances nombreuses de succès dans bien des cas, au premier degré surtout et quelquefois au second.

Le traitement au lait sodo-chloruré, important par lui-même, doit trouver dans le régime général auquel il convient de soumettre les malades, un point d'appui nécessaire, car la tuberculisation n'est pas une affection locale et tous les moyens d'améliorer la constitution doivent être mis en usage. Au sel marin, puissant modificateur de l'économie, il faut joindre d'autres actions puissantes aussi et qui sont puisées dans un choix judicieux de l'alimentation, de l'habitation, du climat, etc. Nous nous retrouvons donc encore ici en face de l'hygiène à laquelle on doit emprunter tout ce qu'elle peut nous donner de bon et d'utile, pour l'approprier spécialement aux cas particuliers. Tracer à cet égard les règles principales à suivre, m'entraînerait beaucoup trop loin ; ces règles sont connues et pratiquées par tous les médecins qui voient au delà du mal local une cause générale qui l'a produit.

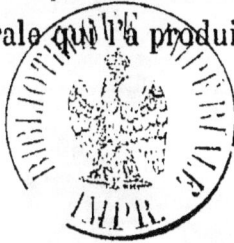

Nancy, imprimerie de veuve Raybois, rue du faubourg Stanislas, 3.

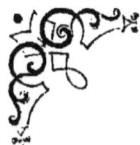

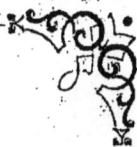

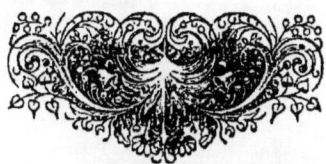

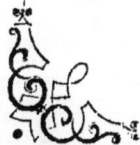

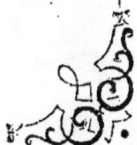

www.ingramcontent.com/pod-product-compliance
Lightning Source LLC
Chambersburg PA
CBHW060508210326
41520CB00015B/4150